Diana Isabella Dmytrow

Estudo: Frequência da aplicação simultânea de inibidores da CYP3A

Diana Isabella Dmytrow

Estudo: Frequência da aplicação simultânea de inibidores da CYP3A

ScienciaScripts

Imprint
Any brand names and product names mentioned in this book are subject to trademark, brand or patent protection and are trademarks or registered trademarks of their respective holders. The use of brand names, product names, common names, trade names, product descriptions etc. even without a particular marking in this work is in no way to be construed to mean that such names may be regarded as unrestricted in respect of trademark and brand protection legislation and could thus be used by anyone.

Cover image: www.ingimage.com

This book is a translation from the original published under ISBN 978-3-639-63086-2.

Publisher:
Sciencia Scripts
is a trademark of
Dodo Books Indian Ocean Ltd. and OmniScriptum S.R.L publishing group

120 High Road, East Finchley, London, N2 9ED, United Kingdom
Str. Armeneasca 28/1, office 1, Chisinau MD-2012, Republic of Moldova, Europe
Managing Directors: Ieva Konstantinova, Victoria Ursu
info@omniscriptum.com

Printed at: see last page
ISBN: 978-620-8-56501-5

Índice

1. Introdução

1.1 Definição do problema

Como os doentes hospitalizados têm normalmente comorbilidades que requerem tratamento, recebem vários medicamentos (AM) ao mesmo tempo. Um AM é libertado, absorvido, distribuído, metabolizado e eliminado no organismo através do processo farmacocinético LADME. A aplicação de vários AMs pode levar a interações, uma vez que os AMs podem competir entre si. O foco deste estudo é a metabolização do AM. Os AMs podem interagir no fígado se forem aplicados simultaneamente, uma vez que o processo de metabolização pode ser inibido ou induzido. Isto acontece porque apenas um AM de cada vez é metabolizado pela enzima no fígado. O outro AM, que é aplicado em simultâneo, não pode ser metabolizado porque a enzima está ocupada a metabolizar o primeiro AM. Como resultado, a substância ativa ou o seu metabolito do segundo AM circula na corrente sanguínea durante um período de tempo mais longo e não planeado e pode, portanto, causar condições tóxicas nos doentes devido aos inibidores do AM. Em contrapartida, o efeito do AM é enfraquecido pela aplicação simultânea de indutores do AM, uma vez que a substância ativa é metabolizada mais rapidamente do que o previsto. Isto numa perda de eficácia do AM, uma vez que o intervalo terapêutico da concentração plasmática não é atingido. Em princípio, na prática clínica de rotina, as interações dos AM são frequentemente objeto de pouca atenção devido à falta de tempo, o que resulta numa potencial toxicidade induzida pelo medicamento ou em riscos para o doente. Em consequência, os doentes podem sofrer um ou mais danos previsíveis que ter sido evitados. O presente estudo centra-se nos inibidores do citocromo P-3A (CYP3A), uma vez que este subgrupo representa a maior proporção da família de enzimas do citocromo P-450 (CYP-450) e, por conseguinte, metaboliza a maioria dos AM.

1.2 Questões científicas

Qual é a frequência absoluta e relativa de inibidores do CYP3A aplicados simultaneamente na rotina clínica de doentes internados num departamento de hematologia e oncologia de um hospital na Alemanha? Qual é a proporção relativa de doentes que estão expostos a interações com inibidores do CYP3A?

1.3 Objetivo do estudo

O objetivo deste estudo é investigar empiricamente a frequência relativa da aplicação simultânea de inibidores do CYP3A na rotina clínica, utilizando o exemplo de um hospital de Frankfurt, a fim de determinar a necessidade de intervenção a este respeito. Se o resultado for significativo, ou seja, que os inibidores do CYP3A são frequentemente aplicados em simultâneo, a utilização de sistemas de aviso de interação da AM faria sentido. O estabelecimento de um aviso de interação digital num ficheiro eletrónico do doente poderia impedir a aplicação simultânea de inibidores do CYP3A e proteger os doentes de interações AM evitáveis e indesejáveis.

2. Estado da arte

Na prática clínica de rotina, muitos AMs são administrados em simultâneo, uma vez que os doentes internados são normalmente multimorbilidades. Em contrapartida, as interações dos AMs em combinações terapêuticas têm um efeito desejável se os AMs forem coordenados entre si (Hafner et al. 2010). Estas combinações terapêuticas são frequentemente utilizadas na terapia citostática para doentes hematológicos e oncológicos. No entanto, as interações indesejáveis dos AM devem ser evitadas na prática clínica de rotina, uma vez que os efeitos dos medicamentos podem ser enfraquecidos ou intensificados e pode ocorrer uma perda de eficácia ou toxicidade induzida pelos medicamentos (Hafner et al. 2010). 20% dos efeitos dos medicamentos são reacções adversas a medicamentos, que são potencialmente perigosas e podem levar à morte (Mutschler 2012, p. 95). Por conseguinte, é essencial efetuar uma avaliação dos riscos. Uma interação medicamentosa implica uma interação indesejável em que a probabilidade de ocorrência aumenta exponencialmente com o número de AMs (Mutschler 2012, p. 95). Os estudos mostram que os doentes tomam pelo menos 3-9 AMs diferentes por dia, o que implica um risco elevado de interações AM (Mutschler 2012, p. 95). Isto refere-se ao elevado número de AMs que os doentes tomam ou lhes são administrados diariamente. A ocorrência de uma interação de AM depende dos AMs administrados simultaneamente. As incompatibilidades dos AMs ocorrem frequentemente por via excretora e podem ser induzidas física, química e físico-quimicamente (Mutschler 2012, p. 95). A degradação bioquímica de uma substância ativa está relacionada com a concentração do AM no sangue e, por conseguinte, nos tecidos que metabolizam o AM (Lüllmann et al. 2010, p. 56). A enzima CYP-450 encontra-se em órgãos como os pulmões, o fígado, o intestino e o nariz (Horton 2008, p. 214). A enzima CYP-450, de função mista, decompõe um grande número de AMs e constitui o grupo superior de enzimas específicas que metabolizam os AMs (Lüllmann et al. 2010, p. 56). Como muitos AMs são metabolizados pela enzima CYP 450, a aplicação simultânea destes AMs conduz a interações indesejáveis conhecidas, uma vez que os AMs são metabolizados pela mesma enzima CYP 450 (Horton 2008, p. 214). Isto significa que a enzima CYP-

450 só pode metabolizar um único AM de cada vez. A enzima CYP3A é um subgrupo específico da enzima CYP-450. A metabolização do CYP3A-AM preferencialmente na isoenzima CYP3A do intestino, no fígado, ou no intestino e no fígado simultaneamente (Wynn et al. 2008, p. 106). Quando é aplicado um AM inibidor da CYP3A, a enzima CYP3A fica ocupada com a sua metabolização e não consegue metabolizar qualquer outro AM da classe CYP3A. Isto resulta num aumento da dose no sangue do outro AM administrado (Wynn et al. 2008, p. 106). O outro AM administrado em simultâneo, que também tem de ser metabolizado através da mesma isoenzima, aumenta a concentração plasmática na corrente sanguínea devido à ocupação do primeiro AM e pode, por conseguinte, atingir estados tóxicos no organismo no caso dos inibidores do AM, uma vez que abranda ou bloqueia a atividade enzimática (Mutschler 2012, p. 98). A função normal da isoenzima restaurada quando o inibidor é descontinuado ou reduzido (Greiner 2009, p. 50-51). A partir do momento da descontinuação, ocorrem interações com o inibidor e os estados tóxicos são eliminados.

No caso dos indutores de CYP, a metabolização, ou seja, o metabolismo de um dos AMs administrados simultaneamente, é acelerado na enzima, uma vez que ambos os indutores requerem a mesma isoenzima para serem metabolizados (Mutschler 2012, p. 99). Neste caso, o efeito do medicamento pode não se concretizar, uma vez que o "intervalo terapêutico" da concentração plasmática de um AM administrado não atingido (Mutschler 2012, p. 99). A razão para este facto é o aumento da disponibilidade da enzima, o que significa que podem ser metabolizados mais fármacos por unidade de tempo (Greiner 2009).

A "amplitude terapêutica" é ilustrada a seguir.

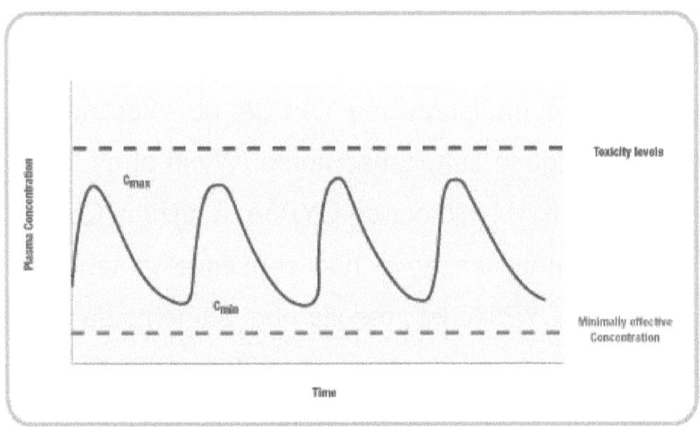

Figura 2.1: Intervalo terapêutico de concentração plasmática (Saladax Biomedical Inc. 2014)

O eixo x representa o tempo, o eixo y a concentração plasmática, o C_{max} a concentração plasmática máxima e o C_{min} a concentração plasmática mínima de uma substância ativa. O intervalo terapêutico começa na concentração mínima eficaz e termina imediatamente antes do início da concentração tóxica.

As substâncias naturais, como a toranja, também podem desencadear interações do CYP3A com a aplicação simultânea de AMs. Isto deve-se ao facto de a substância furanocumarina da toranja interagir com muitos AMs, uma vez que é um inibidor do CYP3A que é metabolizado pelo intestino e pelo fígado (Wynn et al. 2008, p. 113). A utilização da substância furanocumarina da toranja como um inibidor favorável do CYP3A para obter poupanças de dose com a aplicação simultânea de outros AMs inibidores do CYP3A é perigosa, uma vez que apenas uma pequena diferença de tempo significa que o intervalo terapêutico da dose prevista não pode ser alcançado. A dose de furanocumarina na toranja está sujeita a flutuações naturais, razão pela qual não ser feitos cálculos exactos da dose (Wynn et al. 2008, p. 113).

Os inibidores altamente potentes do CYP3A, como os antifúngicos cetoconazol e itraconazol e os inibidores da protease viral, como o ritonavir, podem acarretar riscos importantes e potencialmente nocivos quando utilizados em simultâneo, conduzindo a uma redução da depuração (CL) e a um aumento das concentrações no plasma sanguíneo (Ioannides e Royal Society of Chemistry 2008, p. 365). Em casos raros, verificou-se que a terapêutica concomitante com inibidores do CYP3A-AM, como o cetoconazol ou a eritromicina, que são metabolizados simultaneamente através do CYP3A, resulta numa concentração significativa de terfenadina administrada concomitantemente na corrente sanguínea, o que pode causar arritmias cardíacas graves e fatais (Ioannides e Royal Society of Chemistry 2008, p. 365). Esta interação pode provocar arritmias cardíacas graves e mortais. A aplicação simultânea de inibidores do CYP3A ou de outros AMs com baixa segurança terapêutica pode prolongar o intervalo QTc ou causar sedação excessiva, rabdomiólise ou hipotensão (bloqueadores dos canais de cálcio) (Wynn et al. 2008, p. 111). Apesar do efeito previsível de interação adversa entre os inibidores do CYP3A, o risco de reação medicamentosa do doente não é considerado com precisão na prática clínica de rotina.

Do ponto de vista científico e económico da saúde, os AM metabolizados pelo CYP3A representam as interações mais importantes e mais farmacocinéticas dos AM (Ioannides e Royal Society of Chemistry 2008, p. 365). Além disso, a subfamília CYP3A é uma das mais importantes das famílias de genes CYP-450, uma vez que metaboliza um grande número de diferentes classes de substâncias AM através do fígado e do intestino (Horton 2008, p. 214). Consequentemente, a potência das interações AM da atividade do CYP3A, que inibe ou induz o efeito, aumenta (Efferth 2007, p. 24). A farmacogenética é apresentada a seguir, uma vez que representa um componente adicional para influenciar a metabolização.

2.1. Farmacogenética

A CYP3A forma uma subfamília CYP e tem uma estrutura geneticamente complexa, e todos os seres humanos têm uma atividade enzimática CYP3A significativa (Wynn et al. 2008, p. 101). Existem mais de 50 variações genéticas diferentes que influenciam a atividade metabólica da enzima CYP3A4; duas outras enzimas principais são a CYP3A5 e a CYP3A7, todas codificadas no cromossoma 7 (Wynn et al. 2008, p. 100). Devido à complexidade da atividade enzimática do CYP3A que a subfamília CYP3A apresenta na variação genética, foi clinicamente estabelecido que a expressão do CYP3A nos seres humanos pode variar entre 10-30 vezes (Wynn et al. 2008, p. 101). Há décadas que se observa que a metabolização de substâncias activas difere muito entre diferentes etnias, uma vez que diferentes influências ambientais, os chamados factores de stress, influenciam e alteram as pessoas (Wynn et al. 2008, p. 21). A razão para este facto é a adaptação evolutiva da metabolização. Existem factores hereditários que influenciam o metabolismo do AM. (Mutschler 2012, p. 106). Esta variedade tem um negativo nas seguintes etnias: Os negros africanos, os indianos e parte da população mediterrânica (sardos, gregos), por exemplo, têm uma probabilidade 10% superior de sofrer de anemia hemolítica devido à aplicação de metamizol, cloroquina, nitrofurantoína, dapsona e sulfametoxazol (Mutschler 2012, p. 106). Por conseguinte, ao administrar AM, deve prestar-se atenção etnia do doente para evitar este efeito secundário indesejável.

Normalmente, as pessoas têm duas cópias de um gene, que são designadas por alelos (tipo selvagem) (Greiner 2009, p. 51). Os polimorfismos genéticos ocorrem quando estão presentes variações deste tipo selvagem; o termo genérico para esta área temática é farmacogenética (Greiner 2009, p. 51). Os polimorfismos são alelos em falta ou adicionais causados por alterações nos pares de bases, denominados mutações (Greiner 2009, p. 51). Existem 3 tipos diferentes de metabolização. Os "metabolizadores pobres" têm um alelo em falta ou não funcional, pelo que o metabolismo é muito reduzido nestas pessoas. As pessoas afectadas só conseguem eliminar as substâncias metabolizadas muito lentamente (Greiner 2009, p. 51). Em contrapartida, os "metabolizadores ultrarrápidos (ultraextensivos)" necessitam de mais fármaco do que a população em geral para obter um efeito terapêutico (Greiner 2009, p. 51). Estas pessoas possuem vários alelos de tipo selvagem correspondentes (Greiner 2009, p. 51). público em geral pertence aos "metabolizadores extensivos" (Greiner 2009, p. 51). Estes metabolizam o AM aplicado num período de tempo normal. No entanto, os "metabolizadores extensivos" podem ser convertidos em "metabolizadores pobres" pelo AM dos inibidores do CYP, apesar de não serem metabolizadores de um ponto de vista genético (Greiner 2009, p. 51). A capacidade de decomposição dos xenobióticos, como o AM, diminui consideravelmente com a idade, o que constitui um fator adicional na metabolização, uma vez que o volume do fígado e o seu fluxo sanguíneo através do fígado diminuem até 30% (Greiner 2009, p. 51). Por conseguinte, é essencial reduzir a dose de AM em doentes idosos.

2.2. Inibidores do CYP3A

Neste artigo científico, o foco está nos inibidores da CYP3A, uma vez que este subgrupo tem a maior proporção da família de enzimas CYP 450.

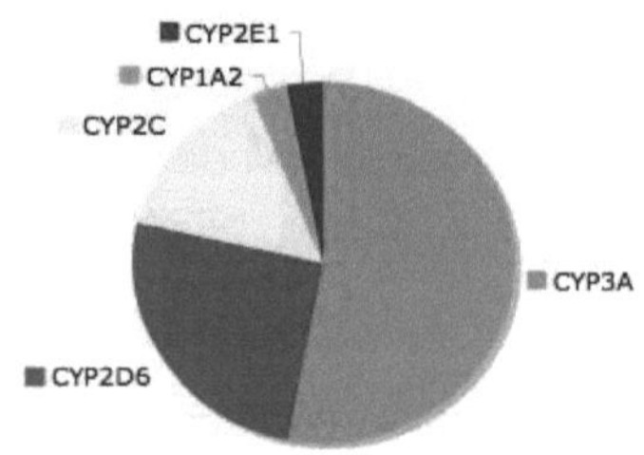

Figura 2.2: Proporção de subgrupos de enzimas CYP-450 de metabolização de medicamentos (Cambridgemedchemconsulting 2012)

A figura as proporções dos subgrupos CYP-450 num gráfico de pizza. O CYP3A4 a maior proporção, sendo responsável por cerca de absorve >50%. O CYP2D6 é responsável por cerca de >25%. O CYP2C representa cerca de >12,5% e os restantes CYP1A2 e CYP2E1 ocupam as proporções mais pequenas com cerca de >4% cada.

2.3. Potência do inibidor do CYP3A

Os inibidores da CYP3A estão divididos em 3 potências (fraca, moderada e forte), que incluem a seguinte área sob a curva (AUC) e CL (U.S. Food and Drug Administration 2011).

Quadro 2.1: Inibidores do CYP3A de potência forte, moderada e fraca (U.S. Food and Drug Administration 2011).

Inibidores fortes	**Inibidores moderados**	**Inibidores fracos**
>≥ aumento de 5 vezes na AUC ou diminuição de 80% na CL	≥< Aumento de 2 mas 5 vezes na AUC ou diminuição de 50-80% na CL	≥<1 ,25 mas aumento de 2 vezes na AUC ou diminuição de 20-50% na CL

As potências dos inibidores do CYP3A fornecem informações sobre a gravidade da potencial interação entre os AMs. Um "inibidor forte" representa o grupo dos inibidores mais fortes do CYP3A e pode atingir um aumento de ≥5 vezes na dose de AM na AUC. ≥<Os "inibidores moderados" aumentam a AUC em 2 a 5 vezes e pertencem ao grupo dos inibidores moderadamente fortes do CYP3A. Um aumento na AUC de ≥ 1,25 a < 2 vezes ocorre com os "inibidores fracos", que são os inibidores mais fracos do CYP3A. Para ilustrar a AUC, segue-se uma ilustração:

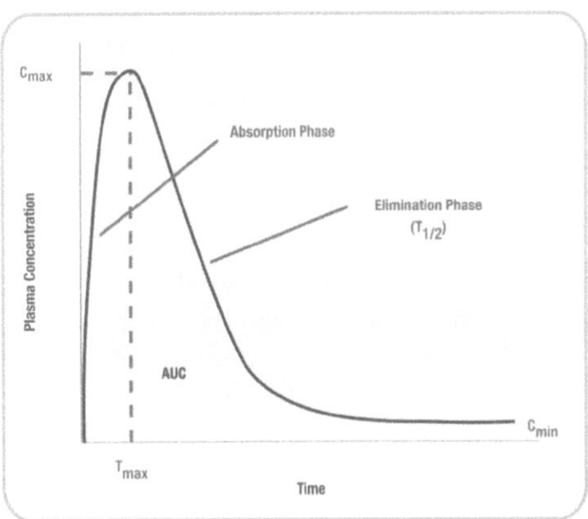

Figura 2.3: AUC na curva de concentração e tempo (Saladax Biomedical Inc. 2014)

No eixo Y está a concentração plasmática da substância aplicada e no eixo X está o tempo decorrido desde a aplicação. C_{max} é a concentração máxima atingida e t_{max} é o tempo em que C_{max} foi atingida. Com base na curva, são determinadas duas fases. A fase de absorção começa com a ingestão e aumenta até à concentração plasmática máxima, a C_{max}. A fase de eliminação inicia-se após a C_{max} e termina com a concentração plasmática mais baixa, a C_{min}. t½ da fase de eliminação é a semi-vida até que 50% da substância seja eliminada do organismo. A área total sob a curva é designada por AUC. Por "área sob a curva" entende-se a área sob a curva (curva concentração-tempo {quantidade*tempo/volume}) de um fármaco na corrente sanguínea (Lücker et al. 1982, p. 135). No que respeita à tabela, isto significa que a concentração plasmática é aumentada mais de x vezes pelo respetivo inibidor do CYP3A.

A creatinina CL é utilizada para calcular a função renal, ou seja, a capacidade dos rins para excretar os produtos de degradação. O "inibidor forte" reduz a CL em pelo menos 80%. Isto significa que o rim pode ser potencialmente danificado pelos produtos de degradação mais duradouros dos inibidores do CYP3A e, por conseguinte, a probabilidade de danos deve ser evitada ou tida em conta através de uma análise risco-benefício. A metodologia deste estudo é descrita a seguir.

3. Metodologia

Este capítulo explica o método a utilizar no estudo científico "Estudo empírico retrospetivo sobre a avaliação da frequência da aplicação simultânea de inibidores do CYP3A na rotina clínica, utilizando o exemplo de um hospital de Frankfurt". A recolha prospetiva de dados não representa uma vantagem em relação à recolha retrospetiva de dados para este estudo, uma vez que os enviesamentos de memória e de seleção também podem ser evitados em estudos retrospectivos. Com a recolha de dados prospetiva e pseudonimizada, é necessário obter declarações de proteção de dados dos doentes, o que, por sua vez, representa uma seleção da amostra. Também não existe qualquer intervenção no âmbito deste estudo, pelo que a análise prospetiva dos dados não é vantajosa. Optou-se por uma recolha de dados empírica, retrospetiva e anónima, que avalia e analisa os dados dos registos de internamento de um hospital de Frankfurt, utilizando estatísticas indutivas e descritivas. O período avaliação dos pacientes é retrospetivo a partir data de aprovação da disposição deste trabalho científico, de modo a excluir distorções como o viés de memória. Da mesma forma, desde o início da avaliação, todos os doentes, sem exceção, são considerados de forma contínua e a documentação dos doentes é feita ao longo de todo o internamento, para que não haja viés de seleção dos dias individuais. Em termos de conteúdo, cada AM aplicada é documentada a partir do processo do doente com a data de aplicação e o diagnóstico do doente. Os diagnósticos são registados neste estudo científico para que ser analisadas potenciais correlações com os AMs, como os inibidores do CYP3A e as suas interações. Além disso, a variedade de diagnósticos recolhidos na amostra é relevante, uma vez que podem existir anomalias. Estas anomalias podem dever-se ao acaso e, por conseguinte, não serem representativas, ou podem ser estatisticamente significativas. Esta questão deve ser analisada mais pormenorizadamente através de testes estatísticos.

Os dados dos doentes no Formulário de Relato de Caso (CRF) são anonimizados de acordo com a lei alemã de proteção de dados e marcados com um número consecutivo como identificação. O CRF criado no Microsoft Excel, documentando os dados do ficheiro do doente. A FDA publicou uma lista de inibidores do CYP3A com os nomes genéricos no seu sítio Web (U.S. Food and Drug Administration 2011). Para este artigo científico, foi criada uma transcrição da lista de inibidores do CYP3A da FDA para os nomes comerciais alemães, uma vez que a documentação do AM do ficheiro do doente é geralmente efectuada com nomes comerciais, o que permite uma comparação óptima (ver anexo). Os AMs aplicados são então categorizados nos inibidores conhecidos do CYP3A e no seu grau de eficácia (forte, moderado, fraco). A frequência relativa dos inibidores do CYP3A aplicados simultaneamente, ou seja, o grupo exposto, é apresentada abaixo e comparada com o grupo não exposto. O grupo não exposto é o grupo que não recebeu quaisquer inibidores do CYP3A em simultâneo. Os dados também são analisados especificamente no que diz respeito às frequências relativas e absolutas dos inibidores da CYP3A aplicados em doses únicas e múltiplas, com o seu grau de eficácia (forte, moderado, fraco). Os diagnósticos dos pacientes são analisados quanto a anormalidades em relação aos inibidores do CYP3A administrados.

Devido à análise retrospetiva e aos dados anónimos dos doentes, não é necessária qualquer informação ao doente, declaração de consentimento ou declaração de proteção de dados. Também não é necessário um voto ético, uma vez que não intervenção médica por parte dos doentes, nenhum médico está envolvido no estudo e os dados são recolhidos retrospetivamente.

3.1 Tamanho da amostra

A fórmula que se segue indica a dimensão mínima da amostra para dados discretos no que respeita a afirmações sobre a população:

$$n = \lceil (\frac{z}{\Delta})^2 * \hat{p} * (1 - \hat{p}) \rceil$$

n: O tamanho mínimo de amostra exigido z: Quantil da distribuição normal padrão.

Pressuposto: O nível de confiança deve ser de 95%, o que significa que z = 1,96 (tabela t).

Δ: Metade da largura do intervalo da precisão da medição (granularidade). Pressuposto: A resolução deve ser de ±5%.

$\hat{p}$ Probabilidade estimada de um doente receber dois inibidores do CYP3A simultaneamente durante um dia de hospitalização. Probabilidades elevadas conduzem a uma dimensão da amostra conservadoramente elevada, razão pela qual se assume um valor elevado de 20%.

Se os valores assumidos forem utilizados na fórmula acima, é calculada uma dimensão mínima da amostra de n = 246. No âmbito do estudo, a dimensão da amostra foi ajustada para 315, a fim de minimizar o erro estatístico.

1º tipo a ser minimizado. Além disso, amostras maiores aumentam a significância dos resultados (Bortz e Lienert 2008, p. 51). Por conseguinte

Foram analisados 315 pontos de dados para a aplicação simultânea de inibidores do CYP3A. Um ponto de dados representa um dia de hospitalização de um doente. Com base numa análise preliminar do hospital de Frankfurt, um doente do departamento de hematologia e oncologia é hospitalizado durante uma média aritmética de 7 dias (Hospital de Frankfurt 2015).

3.2 Teste de hipóteses

Como são recolhidos dados discretos e nominalmente escalonados na amostra, o teste do qui-quadrado de Pearson (χ^2) é adequado como teste de hipóteses para testar a significância de uma diferença entre duas caraterísticas. Para testar a independência estocástica das variáveis, deve ser efectuado um teste de independência χ^2. Os requisitos para um teste χ^2 são cumpridos se as variáveis forem nominalmente escalonadas, se a amostra tiver sido selecionada aleatoriamente e se as frequências esperadas forem >5 (Bühl 2008, p. 267). coeficiente Phi (ϕ) e o índice V de Cramer (CI) também podem ser analisados para examinar a dimensão do efeito das variáveis. O ϕ é utilizado para determinar o nível contingência entre duas caraterísticas de 2 níveis e a independência estocástica de ambas as variáveis é testada pela hipótese nula utilizando o teste de significância ϕ (Bühl 2008, p. 259). A contingência de duas caraterísticas alternativas é determinada pelo ϕ como uma medida de correlação (Bühl 2008, p. 271). A generalização do ϕ representa o IC (Bühl 2008, p. 271). Os testes de hipóteses são utilizando o software IBM SPSS Statistics. As seguintes hipóteses devem ser estabelecidas para teste de hipóteses, a fim de verificar se os dados são estocasticamente independentes:

Hipóteses

Hipótese nula (H0): As duas caraterísticas são estocasticamente independentes uma da outra.

Hipótese alternativa (H1): As duas caraterísticas são estocasticamente interdependentes.

Os resultados do trabalho científico são apresentados no capítulo seguinte.

4. Resultados

No âmbito do estudo, foram obtidos os seguintes resultados: Os dados foram recolhidos retrospetivamente a partir do momento da libertação da disposição, 15/09/15, a fim de observar retrospetivamente um período de tempo tão aleatório quanto possível. Foi utilizada uma lista de doentes do sistema de informação hospitalar de um hospital de Frankfurt para documentar cronologicamente os dados dos medicamentos e os dados de diagnóstico de todos os doentes num CRF que foram admitidos no departamento de hematologia e oncologia como doentes internados durante este período. O número total de casos (n) da amostra foi ajustado de 246 para 315, de modo a fazer uma declaração mais precisa e estatisticamente mais significativa. Por conseguinte, foram recolhidos todos os medicamentos administrados em 315 dias de internamento de um total de 48 doentes entre 12.07.15 e 14.09.15 (período de 65 dias). A duração mais longa de um internamento foi de 32 dias e a duração mais curta de 2 dias. A média aritmética da duração da estadia de um doente internado foi de 6,5 dias e a mediana de 5 dias. Em termos absolutos, foram administradas 2383 AMs a 48 doentes ao longo de 315 dias, predominantemente de manhã e à mesma hora. Isto resulta num valor médio aritmético de 49,65 AM por doente e 7,57 AM por dia de internamento.

4.1 Caraterísticas dos doentes (diagnósticos)

Os seguintes diagnósticos foram identificados nos 48 pacientes internados da amostra:

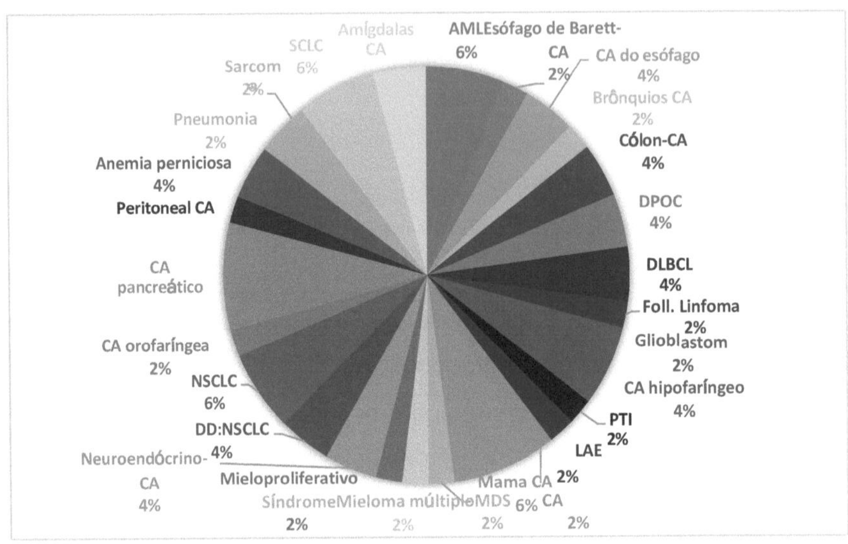

Figura 4.1: Proporção de doentes com este diagnóstico

Os diagnósticos dos doentes são muito diversificados, não havendo nenhum diagnóstico que represente mais de 8% da amostra. Os doentes com carcinoma pancreático (CA) constituem a maior proporção da amostra com 8%, seguidos de perto pela leucemia mieloide aguda (LMA), CA da mama, cancro do pulmão de pequenas células (CPPC) e cancro do pulmão de não pequenas células (CPNPC) com 6% cada. Os restantes diagnósticos de doentes têm proporções mais pequenas. Isto resulta na seguinte proporção de dias de internamento para cada diagnóstico.

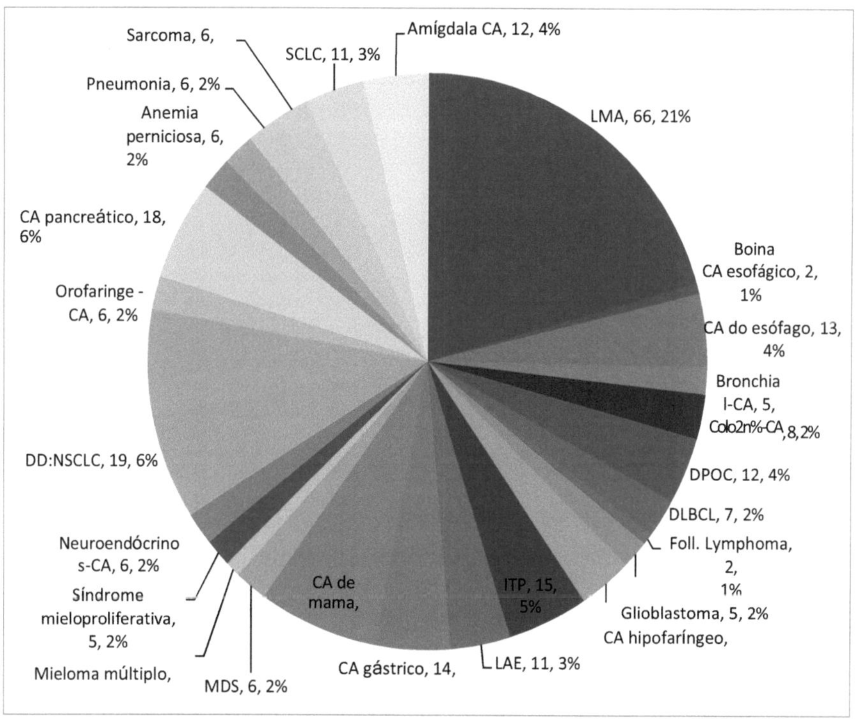

Figura 4.2: Proporção de dias de internamento repartidos por diagnóstico

Os diagnósticos de todos os doentes são apresentados em relação ao número de dias de internamento. A proporção relativa e a frequência absoluta dos diagnósticos são apresentadas no gráfico circular. Verifica-se que a LMA, com 21% (66 de 315 dias de internamento), representa a maior proporção de internamentos nesta amostra. Em segundo lugar está o CA de mama com 7% (22/315). O CPNPC (19/315), o CPNPC de diagnóstico diferencial (19/315) e o CA do pâncreas (18/315) partilham o terceiro lugar com 6% cada.

O gráfico de pizza seguinte mostra a proporção de diagnósticos em que os inibidores do CYP3A foram aplicados simultaneamente (no mesmo dia):

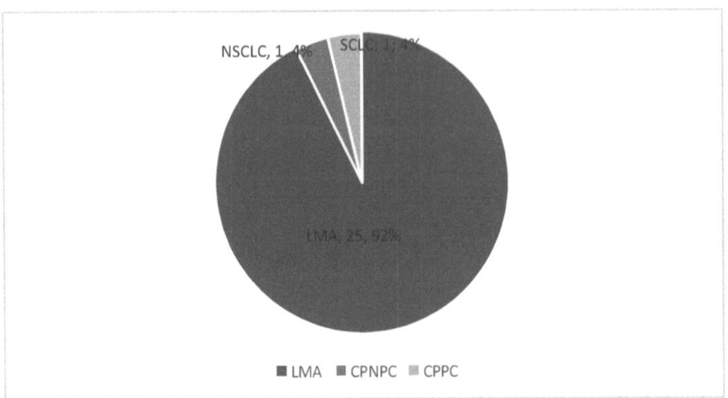

Figura 4.3: Proporção dos simultaneamente aplicados inibidores do CYP3A por diagnóstico

No caso da LMA, 92% (25 de 27 dias de internamento) foram diagnosticados com aplicação simultânea de inibidores do CYP3A. O NSCLC e o SCLC registam cada um 4% (1 de 27 dias). Nos restantes 25 dos 28 diagnósticos desta amostra, não foram aplicados inibidores do CYP3A em simultâneo.

4.2 Medicamentos aplicados

Neste estudo, foi aplicado um total de 2383 AMs. A tabela seguinte os 168 AMs diferentes por ordem alfabética. Os AMs escritos a vermelho são os inibidores do CYP3A aplicados, os AMs escritos a preto não são inibidores do CYP3A.

Quadro 4.1: Lista de medicamentos aplicados

5-Fluorouracilo	Cernevite	Fortecortina
A&S Inalação	Cinnarizina, dimenidrinato	Gemcitabina
Acetilcisteína	Ciprofloxacina	Trinitrato de glicerol

Ácido acetilsalicílico	Cisplatina	Maleato de indacaterol
Inalação de adrenalina	Citalopram	Granisetrom
Agomelatina	Claritromicina	Haloperidol
LFS	Clemastina	Heparina
Algeldrat, hidróxido de magnésio	Clopidogrel	Hidroclorotiazida
Cloridrato de alizaprida	Clotrimazol	Hidroxicarbamida
Alopurinol	Codeína	Ibuprofeno
Alumínio/magnésio hidróxido, oxetacaína	Colecalciferol	Idarrubicina
Amiodarona	Cotrimoxazol	Imepenem
Amlodipina	Ciclofosfamida	Imipenem Carbapeneme
Anfotericina B	Citarabina	Insulina
Ampicilina	Mesilato de etexilato de dabigatrano	Insulina aspártico
Ampicilina Sulbactam	Dexametasona	Insulina isofano (humano)
Aprepitant	Glicosídeos digitálicos	Irinotecano
Atropina	Dimenidrinato	Dinitrato de isossorbida ret
Benperidol	Dimetindeno	Potássio
Bisacodilo	Docetaxel	Efervescente de potássio
Bisoprolol	Doxepina	carbonato de hidrogénio,
Budesonida, formoterol	Doxorrubicina	Cloreto de potássio
Butilescopolamina	Dulcolax	Klysma
Folinato de cálcio	Complexo de sulfato de ferro e glicina	Fermento de Lactobacillus
Cloreto de cálcio	Inalação de sal de Emser	Lactulose
Candecor 32/25	Enoxaparina, sal de sódio	Laetrase
Capecitabina	Erlotinib	Laxas
Colutório Caphosol	Etoposido	Laxoberal
Carbidopa, levodopa 100/25	Etoricoxib	Levetiracetam
Carboplatina	Exemestano	cloridrato
Carvedilol	Ezetimiba, sinvastatina	Levotiroxina
Cefpodoxima	Fentanil	Loidocaína
Ceftazidima	Filgrastim	Loperamida
Ceftriaxona	Fondaparinux	Lorazepam
Maaloxana	Pantoprazol	Fumadores
Macrogol	Paracetamol	Espironolactona
Magnésio Verla	Paracodina	Tansulosina
Manitol	Fitomenadiona	Tavegil
Marcumar	Piperacilina	Tazobactam, piperacilina
Mesna	Piracetam	Teicoplanina
Metamizol	poliestireno-co-divinilbenzeno)-ácido sulfónico, sal de cálcio	Teofilina
Metformina	Posaconazol	Tiamazol
Metoclopramida	Prednisolona	Concentrado de plaquetas
Metoprolol	Prednisona	Brometo de tiotrópio
Metronidazol	Pregabalina	Torasemida

Mirtazapina	Piridoxina h., nitrato de tiamina	Tramadol
Morfina	Piridoxina h., nitrato de tiamina S	Tretinoína
Moxofloxacina	Hemifumarato de quetiapina	Triazolam
Moxonidina	Ramipril	Valsartan
Nadroparina	Ranitidina	Vancomicina
Cloridrato de oxicodona	Lutador	vincristina
Picossulfato de sódio	Rituximab	Vitamina B12
Nebivolol	Rivaroxabano	+Vitamina D3 Ca
Nifedipina	S&A Inalação	Voriconazol
Oxazepam	Simeticone	Zinco
Pâncreas em pó (carne de porco)	Sinvastatina	Zopiclona

Foram administrados sete inibidores diferentes do CYP3A no âmbito do estudo. Isto representa 4,17% de todos os AMs administrados (7 de 168 medicamentos). Entre estes 7 inibidores do CYP3A, os AMs pertencem às seguintes dosagens:

Quadro 4.2: Pontos fortes dos 7 diferentes inibidores do CYP3A

Aparência	Inibidor forte do CYP3A
2	A (inibidor fraco)
2	B (inibidor moderado)
3	C (inibidor forte)

3 dos 7 inibidores do CYP3A são atribuídos à força C. 2 dos 7 inibidores do CYP3A estão afectados à potência A e B, respetivamente. Esta informação refere-se apenas aos 7 inibidores diferentes do CYP3A no Quadro 4.1.

Foi administrado um total de 2383 AMs a 48 doentes num período de 315 dias. Destes, 2239 AMs aplicados (93,96%) não eram inibidores do CYP3A, 43 (1,8%) eram inibidores fracos do CYP3A (≥ 1.<25 mas aumento de 2 vezes na AUC ou diminuição de 20 a 50% na CL), 37 (1,55%) inibidores moderados do CYP3A (≥ 2 mas < 5 vezes na AUC ou diminuição de 50 a 80% na CL) e 64 (2,69%) inibidores fortes do CYP3A (≥ 5 vezes na AUC ou > 80% na CL). Não foram aplicados AMs em 9 dos 315 dias. Para uma melhor visão geral, estas três categorias foram "A" (fraco), "B" (moderado) e "C" (forte). Os AMs sem um efeito inibidor do CYP3A são afectados à categoria "Z". A figura seguinte apresenta uma panorâmica da quantidade de AM aplicada por categoria.

Quadro 4.3: Número de inibidores do CYP3A (fracos, moderados, fortes) e sua proporção em relação ao total de medicamentos

Total	Número A (fraco CYP3A-inibidor)	Número B (moderado CYP3A-inibidor)	número C (forte CYP3A-inibidor)	Número Z (sem CYP3A-inibidor)
Absoluto	43	37	64	2239
Percentagem do total de produtos farmacêuticos (2383)	1,80%	1,55%	2,69%	93,96%

Registaram-se 43 (1,80%) "inibidores fracos" e 37 (1,55%) "inibidores moderados",

64 (2,69%) "inibidores fortes" e 2239 (93,96%) AM, que não são inibidores do CYP3A, foram aplicados no estudo. Os inibidores do CYP3A aplicados simultaneamente são apresentados de seguida.

4.3 Inibidores do CYP3A aplicados em simultâneo

As seguintes frequências e respectivas proporções resultam do total de 27 dias em que os inibidores do CYP3A foram aplicados simultaneamente:

Tabela 4.4: Número e proporções de inibidores do CYP3A aplicados simultaneamente em relação ao total de medicamentos e dias

Número de dias de CYP3A-Inibidores (todas as dosagens)	Número de dias de CYP3A-Inibidores entre A e B	Número de dias de CYP3A-Inibidores entre A e C	Número de dias de CYP3A-Inibidores entre B e C	Número de dias de CYP3A-Inibidores entre A e A	Número de dias de CYP3A-Inibidores entre B e B	Número de dias de CYP3A-Inibidores entre C e C	
27	1	12	13	1	0	0	**Absoluto**
100,00%	3,70%	44,44%	48,15%	3,70%	0,00%	0,00%	**Partilhar**
1,13%	0,04%	0,50%	0,55%	0,04%	0,00%	0,00%	**Percentagem do total de aplicações Medicamentos (2383)**
8,57%	0,32%	3,81%	4,13%	0,32%	0,00%	0,00%	**Quota do total de dias (315)**

Produtos farmacêuticos Total	2383	**Dias Total**	315	**Total de doentes**	48

Os inibidores do CYP3A mais frequentemente aplicados em simultâneo são os de potência B e C (13/27; 48,15%) e A e C (12/27; 44,44%). Os inibidores da CYP3A de potência B e B (0/27; 0%) e C e C (0/27; 0%) não foram aplicados em simultâneo. Apenas um pequeno número de inibidores do CYP3A das dosagens A e A (1/27; 3,7%) e A e B (1/27; 3,7%) foram aplicados simultaneamente. Se se totalizar a proporção de inibidores do CYP3A aplicados em simultâneo do total de AM aplicados nesta amostra, obtém-se um valor de 1,13% (27 dias com 2 inibidores do CYP3A aplicados em simultâneo, cada um de 2383 medicamentos).

A proporção de dias de internamento em que foram aplicados simultaneamente pelo menos dois inibidores da CYP3A foi de 8,57% (27 dias com inibidores da CYP3A aplicados simultaneamente de 315 dias de internamento no total). Foi registado um máximo de apenas uma aplicação simultânea de dois inibidores do CYP3A por dia. O número de inibidores da CYP3A aplicados é apresentado abaixo, de acordo com a sua potência fraca/moderada/forte, bem como o número de AMs que não são inibidores da CYP3A, divididos doentes totais, expostos e não expostos. Os totais e as proporções são então calculados.

4.4 Comparação dos doentes após a aplicação de inibidores do CYP3A (total, doentes expostos e não expostos)

Neste capítulo, os inibidores do CYP3A aplicados e a sua potência são comparados com os diferentes grupos, a fim de ilustrar objetivamente as diferenças.

Tabela 4.5: Total de inibidores do CYP3A administrados a doentes expostos e não expostos

Todos os doentes	Número A (inibidor fraco do CYP3A)	Número B (moderado CYP3A-inibidor)	Número C (inibidor forte do CYP3A)	Número Z (sem inibidor do CYP3A)	Total
Absoluto	43	37	64	2239	2383
Quota para o total de produtos farmacêuticos	1,80%	1,55%	2,69%	93,96%	100,00%
Pacientes expostos	**Número A** (inibidor fraco do CYP3A)	**Número B** (moderado CYP3A-inibidor)	**Número C** (inibidor forte do CYP3A)	**Número Z** (sem inibidor do CYP3A)	**Total**
Absoluto	19	14	47	454	534

proporção dos medicamentos aplicados	3,56%	2,62%	8,80%	85,02%	100,00%
Pacientes não expostos	Número A (inibidor fraco do CYP3A)	Número B (moderado CYP3A-inibidor)	Número C (inibidor forte do CYP3A)	Número Z (sem inibidor do CYP3A)	Total
Absoluto	24	23	17	1785	1849
proporção dos medicamentos aplicados	1,30%	1,24%	0,92%	96,54%	100,00%

Em todos os 3 grupos, predomina a proporção de AMs administrados que não são inibidores do CYP3A. Para todos os doentes, a proporção de inibidores do CYP3A da força C está em segundo lugar com 2,69%, a força A em terceiro lugar com 1,80% e a força B em quarto lugar com 1,55%. É surpreendente que número total de AMs aplicados a doentes não expostos (534) seja significativamente inferior ao número total de AMs aplicados a doentes não expostos (1849), o que se deve ao maior número de doentes não expostos. No entanto, foram administrados mais inibidores do tipo C a doentes expostos (47) do que a doentes não expostos (17). Poderá haver aqui uma correlação sistemática, que será investigada no decorrer do trabalho.

4.5 Doentes com aplicação simultânea de inibidores do CYP3A

Um total de 4 em 48 (8,33%) doentes recebeu aplicação simultânea de inibidores do CYP3A. A hospitalização mais curta de um doente que recebeu inibidores simultâneos da CYP3A foi de 2 dias. O tempo de internamento mais longo foi de 32 dias. Os outros dois doentes que receberam inibidores simultâneos da CYP3A foram hospitalizados durante 25 e 3 dias, respetivamente. Se os 4 doentes que receberam simultaneamente inibidores da CYP3A forem diferenciados, resultam os seguintes valores

- Doente com NSCLC: 2 dias de internamento, incluindo 1 dia com aplicação simultânea de inibidores do CYP3A (1/2 = 50%)
- Doente com CPPC: 3 dias de internamento, incluindo 1 dia com aplicação simultânea de inibidores do CYP3A (1/3 = 33,33%)
- Doente com LMA 1: 25 dias de internamento, dos quais 13 dias com inibidores do CYP3A aplicados simultaneamente (13/25 = 52%)
- Doente com LMA 2: 32 dias de internamento, incluindo 12 dias com inibidores do CYP3A aplicados simultaneamente (12/32 = 37,5%)

resumo, isto resulta numa média aritmética de 43,21% e numa mediana de 43,75% de dias de internamento em que ocorreu a aplicação simultânea de inibidores da CYP3A nos doentes expostos. Os diagnósticos individuais dos doentes com administração simultânea de inibidores da CYP3A e a frequência da administração simultânea de inibidores da CYP3A com a sua diferenciação entre fraca, moderada e forte são apresentados em forma de tabela abaixo.

Tabela 4.6: Número de dias de aplicação simultânea de inibidores do CYP3A (fraco, moderado, forte) divididos de acordo com os diagnósticos dos pacientes expostos

Diagnóstico	Número de CYP3A simultâneos Inibidores entre A e B	Número de CYP3A simultâneos Inibidores entre A e C	Número de CYP3A simultâneos Inibidores entre B e C	Número de CYP3A simultâneos Inibidores entre A e A	Número de CYP3A simultâneos Inibidores entre B e B	Número de CYP3A simultâneos Inibidores entre C e C
NSCLC	1	0	0	0	0	0
SCLC	0	0	0	1	0	0
AML	0	0	13	0	0	0
AML	0	12	0	0	0	0
Total	**1**	**12**	**13**	**1**	**0**	**0**

O doente com CPNPC recebeu inibidores da CYP3A nas dosagens A e B administrados simultaneamente num dia; o doente com CPPC recebeu inibidores da CYP3A nas dosagens A e A administrados simultaneamente num dia. Um dos doentes com LMA recebeu inibidores da CYP3A nas dosagens B e C administrados simultaneamente em 13 dias; o outro doente com LMA recebeu inibidores da CYP3A nas dosagens A e C administrados simultaneamente em 12 dias. Não se registou qualquer alteração na combinação de inibidores do CYP3A administrados nos doentes durante todo o período de internamento. Isto significa que, embora a combinação de inibidores do CYP3A tenha sido interrompida ocasionalmente nos dias de internamento, a mesma combinação de inibidores do CYP3A foi mantida posteriormente. Por conseguinte, não se registou qualquer alteração na combinação de inibidores do CYP3A aplicada. Nos doentes com LMA expostos, foi administrado um "inibidor forte" em cada aplicação simultânea dos inibidores do CYP3A (apenas as dosagens A e C e B e C dos inibidores do CYP3A). Os resultados do trabalho científico apresentado acima são discutidos criticamente a seguir.

5. Discussão

Neste capítulo, os resultados previamente avaliados do trabalho científico , discutidos criticamente e as questões são respondidas. O cálculo anterior do número de casos foi aumentado de n=246 para n=315 pontos de dados, de forma minimizar o primeiro tipo de erro estatístico. O período de recolha de dados foi de 65 dias, tendo sido analisados um total de 315 dias de internamento. O início planeado da recolha de dados foi respeitado, o que significa que se pode excluir a possibilidade de viés de memória ou de seleção, uma vez que o lançamento da disposição deste estudo foi escolhido livremente pela gestão científica do programa de estudo. Foram recolhidos dados de 48 doentes que estiveram internados na clínica durante uma média aritmética de 6,5 dias. Na análise preliminar do hospital de Frankfurt, observou-se uma média aritmética de internamento de 7 dias. Ambos os valores são próximos, pelo que falar de uma amostra representativa no que respeita ao tempo de internamento, uma vez que os dados deste estudo a realidade da rotina clínica. Se estes valores estivessem muito afastados, poder-se-ia estar perante uma amostra não representativa e, por conseguinte, perante uma realidade distorcida. Foram aplicadas 2383 AM em 315 doentes-dia. Isto resulta num valor médio aritmético de 49,65 AM por doente e 7,57 AM por dia de internamento. Mutschler (2012) falou de 3-9 AM por dia, cf. capítulo 2, o que significa que o número de AM deste estudo está dentro do intervalo de tolerância do resultado da literatura anterior. Esta é mais indicação de que a amostra deste estudo é representativa e, portanto, reflecte a realidade. Os diagnósticos individuais dos doentes são discutidos de seguida.

5.1 Caraterísticas dos doentes (diagnósticos)

No total, foram identificados 28 diagnósticos diferentes nos doentes. A distribuição dos diagnósticos em relação ao número de doentes não apresenta grandes diferenças. Isto significa que os diagnósticos estão distribuídos de forma relativamente uniforme, tal como na rotina clínica normal, e que nenhum diagnóstico dominante prevalece na amostra. Os 5 diagnósticos mais comuns são CA pancreático, LMA, CA da mama, CPPC e CPNPC. Estes são seguidos de perto pelos restantes diagnósticos hematológicos e oncológicos, ver Fig. 4.1.

Se a proporção de dias de internamento for comparada com os diagnósticos, os doentes com LMA representam a maior proporção da amostra, com 21%. O cancro da mama representa 7% e os restantes diagnósticos são <7%. Isto significa que a média aritmética do tempo de internamento de 6,5 dias é pelo menos três vezes mais longa para os diagnósticos de LMA e, por conseguinte, afasta-se significativamente da média.

Os inibidores do CYP3A foram aplicados simultaneamente num total de 3 diagnósticos nesta amostra: Os restantes diagnósticos não aplicação simultânea de inibidores da CYP3A. Com 92% (25 de 27 dias), a LMA é o diagnóstico mais comum em que os inibidores da CYP3A foram administrados em simultâneo. A proporção é significativamente mais baixa para o CPNPC e o CPPC, com 4% cada (1 em 27 dias). Com base nos resultados, pode presumir-se que os doentes com LMA têm uma maior probabilidade de receber inibidores do CYP3A em simultâneo. No entanto, deve excluir-se que este resultado se deva ao acaso. A fim de confirmar o significado estatístico, deve ser efectuado um teste χ^2 dos diagnósticos e dos respectivos dias de internamento. A LMA é comparada com todos os outros diagnósticos (ver Capítulo 5.6). Segue-se uma discussão sobre a AM aplicada neste estudo.

5.2 Medicamentos aplicados

Um total de 168 AMs diferentes foram aplicados 2383 vezes em 315 dias de internamento. Não foram administrados quaisquer AMs em 9 dos 315 dias. Entre todos os AMs, foram administrados 7 inibidores diferentes do CYP3A (4,17%):

Quadro 5.1: Inibidores do CYP3A aplicados

Amlodipina (inibidor fraco do CYP3A)
Aprepitant (inibidor moderado do CYP3A)
Ciprofloxacina (inibidor moderado do CYP3A)
Claritromicina (forte inibidor do CYP3A)
Posaconazol (forte inibidor do CYP3A)
Ranitidina (inibidor fraco do CYP3A)
Voriconazol (forte inibidor do CYP3A)

Isto significa que apenas uma pequena percentagem de inibidores do CYP3A é administrada a doentes hospitalizados na prática clínica de rotina. A maioria dos AMs administrados (93,96%) não são inibidores do CYP3A. 1,8% são inibidores fracos, 1,55% são inibidores moderados e 2,69% são inibidores fortes. Em geral, foi administrada uma pequena proporção de inibidores do CYP3A. Os inibidores do CYP3A aplicados simultaneamente são discutidos abaixo.

5.3 Inibidores do CYP3A aplicados em simultâneo

Nesta amostra, os inibidores do CYP3A foram administrados simultaneamente em 27 dos 315 dias de internamento, o que significa que as interações entre os AM eram possíveis. Isto resulta numa probabilidade média de 8,57% (27 em 315 dias) por dia de internamento em que um doente é exposto a uma aplicação simultânea. Este resultado responde às questões deste trabalho científico, cf. capítulo 1.1. No planeamento do número de casos, foi assumido um pressuposto de 20%, cf. capítulo 3, de que os inibidores da CYP3A são administrados simultaneamente aos doentes por dia. De facto, os inibidores da CYP3A foram administrados simultaneamente por dia em 8,57% dos internamentos. Isto resulta numa diferença de 11,43% e indica que o planeamento original do número de casos foi demasiado conservador. Não foi efectuado nenhum estudo comparável no início do estudo, pelo que teve de ser feito um pressuposto teórico. Uma vez que os pontos de dados (número de casos) foram aumentados em 28,05% durante a avaliação dos dados, a fim de minimizar o erro estatístico do primeiro tipo, é de esperar um ajustamento corretivo a este respeito.

A maioria dos inibidores do CYP3A aplicados simultaneamente, calculados ao longo de todos os 27 dias em que os inibidores do CYP3A foram aplicados, ocorreu com inibidores do CYP3A de força B+C (48,15%) e A+C (44,44%). ≥<Isto significa que a AUC da dosagem B aumenta 2 a 5 vezes ou que a CL é reduzida em 50-80%. >Para C, isto seria um aumento ≥ 5 vezes na AUC ou uma redução de 80% na CL. Para as dosagens A+A e A+B, a proporção é de 3,7%. Isto significa que, com o inibidor da CYP3A da dosagem A, há um aumento da AUC de ≥ 1,25 a < 2 vezes ou a CL é reduzida em 20-50%. Este aumento desproporcionado da concentração plasmática da substância ativa ou a redução da excreção de substâncias nocivas pelos rins pode conduzir a efeitos secundários graves, que poderiam ter sido evitados por alternativas AM, ver Capítulo 2. Para determinar o efeito secundário da interação AM causado pela aplicação simultânea de inibidores do CYP3A, deve ser realizado um estudo adicional. Aqui, os acontecimentos adversos dos doentes devem ser documentados e avaliados, nomeadamente se ocorreram interações reais.

5.4 Comparação dos aplicados inibidores do CYP3A (total, pacientes expostos e não expostos)

Os resultados da Tabela 4.7 mostram que o AM de inibidores não-CYP3A predomina no total, nos doentes expostos e nos não expostos, mas que os inibidores fortes foram aplicados com a segunda maior frequência no total e nos doentes expostos. Nos doentes não expostos, os inibidores fracos foram os segundos inibidores do CYP3A mais frequentemente aplicados. A conclusão desta tabela é que, em princípio, a maioria dos AMs nesta amostra não são inibidores do CYP3A e que, quando foram utilizados inibidores do CYP3A, estes eram maioritariamente de força C (inibidores fortes). Este resultado também mostra que a maioria dos inibidores da CYP3A foi administrada aos doentes expostos.

5.5 Doentes com inibidores do CYP3A aplicados simultaneamente

A proporção de AM não inibidores do CYP3A foi mais elevada nos doentes expostos que receberam simultaneamente inibidores do CYP3A no período analisado em , com 85,02%. Os inibidores da CYP3A da dosagem C representaram 8,8% dos AM administrados, seguidos dos inibidores da dosagem A com 3,56% e finalmente da dosagem B com 2,62%. Isto significa que os inibidores da CYP3A da força C foram administrados com maior frequência, nomeadamente por

>50% mais frequentemente do que as outras duas dosagens. ≥Uma vez que a força C é o inibidor forte e causa um aumento de 5 vezes na AUC ou redução >80% na CL, recomenda-se que as combinações AM sejam

reconsideradas a este respeito, a fim de proteger os doentes toxicidade. Também é surpreendente o facto de a combinação de inibidores do CYP3A ter sido mantida em todos os casos. Por conseguinte, não se registou qualquer alteração na combinação de inibidores do CYP3A aplicada. Trata-se provavelmente de uma administração sistemática de AMs específicos em combinação. Se os AMs fossem mais bem coordenados para evitar interações, o risco para o doente poderia ser evitado com pouco esforço.

Para resumir os resultados, uma pequena proporção de 8,33% (4 de 48) dos doentes recebeu a aplicação simultânea de inibidores do CYP3A e, por conseguinte, sofreu potencialmente interações com inibidores do CYP3A. Este resultado também responde às questões relativas à frequência absoluta e relativa da aplicação simultânea de inibidores do CYP3A na prática clínica de rotina. A análise dos dados revela uma frequência acima da média de aplicação simultânea de inibidores do CYP3A, nomeadamente no diagnóstico da LMA. Nos restantes diagnósticos não se verificou esta acumulação. A figura seguinte ilustra esta situação:

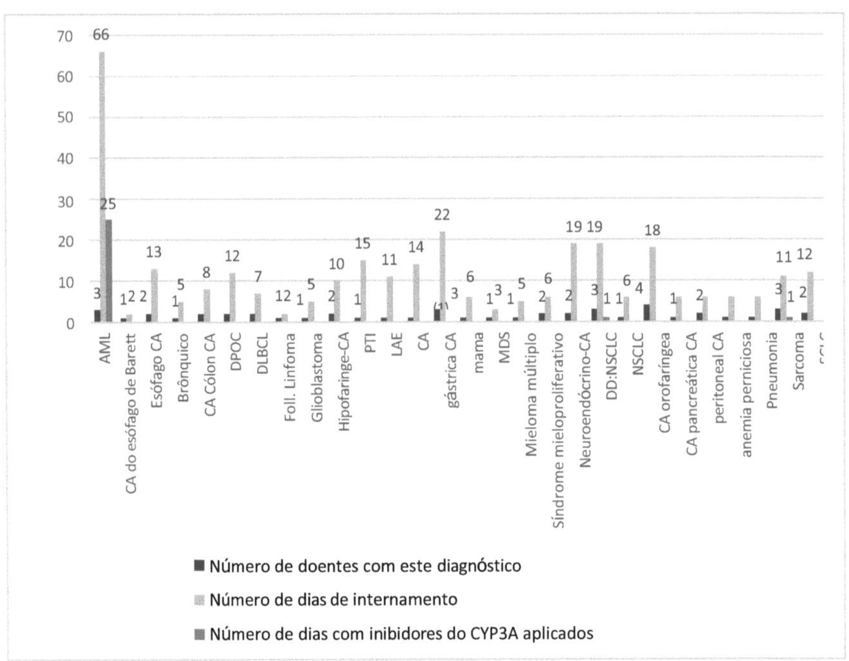

Figura 5.1: Ilustração dos diagnósticos, dos números dos doentes, dos dias de internamento e dos dias com aplicação simultânea de inibidores do CYP3A

É evidente que os inibidores do CYP3A foram aplicados simultaneamente a doentes com LMA em 25 dias do total de 66 dias de internamento. Isto resulta num valor de 0,379 inibidores do CYP3A aplicados simultaneamente por dia. =Outros diagnósticos com inibidores do CYP3A aplicados em simultâneo foram o CPPC (1 dia com inibidores do CYP3A aplicados em simultâneo em 11 dias de internamento = 0,091 aplicações simultâneas de inibidores do CYP3A por dia) e o CPNPC (1 dia com inibidores do CYP3A aplicados em simultâneo em 19 dias de internamento = 0,053 aplicações simultâneas de inibidores do CYP3A por dia).

Os doentes com LMA não só têm uma hospitalização mais longa do que os outros doentes, como também têm um maior número de dias em que os inibidores do CYP3A administrados simultaneamente. Este facto coloca os doentes com LMA em risco particular. A fim de verificar o resultado, a significância estatística é verificada abaixo.

5.6 Testes de hipóteses

Os doentes com LMA têm uma probabilidade estatisticamente mais elevada de aplicação simultânea de inibidores do CYP3A por dia de internamento, em contraste com outros diagnósticos, ou as diferenças nos valores analisados são devidas ao acaso? A análise da significância estatística é efectuada com recurso ao software IBM SPSS Statistics. Como as variáveis são nominalmente escalonadas e as frequências entre os "doentes com diagnóstico de LMA" e os "doentes com outro diagnóstico" são comparados, o teste χ^2 de Pearson representa o melhor teste estatístico possível. O teste χ^2 pode afirmar se as frequências observadas diferem significativamente das frequências esperadas, ou seja, se existem medidas de correlação. Uma vez que o teste χ^2 pode determinar uma diferença significativa entre dois grupos de caraterísticas, mas não o tamanho do efeito, são efectuadas outras análises, como o ϕ e o IC, para quantificar o tamanho do efeito.

Resultados dos testes de hipóteses

A análise foi realizada primeiramente por meio de tabulação cruzada, depois como teste de independência χ^2 de Pearson e, em seguida, de acordo com ϕ e IC, a fim de analisar a força do efeito dos diferentes diagnósticos. Foram obtidos os seguintes resultados:

Tabela 5.2: Tabulação cruzada do diagnóstico LMA e dos outros diagnósticos, comparada com o número de dias previsto e efetivo

com a aplicação simultânea de inibidores da CYP3A

		Dias com aplicação simultânea:		Total
		não . App.	com sim. App.	
AML Diagnóstico	Quantidade	41	25	66
	Número previsto	60,3	5,7	66,0
outros	Quantidade	246	2	248
	Número previsto	226,7	21,3	248,0
Total	Quantidade	287	27	314
	Número previsto	287,0	27,0	314,0

Quadro 5.3: Teste do qui-quadrado de Pearson

	Valor	df	Asymp. Sig. (2 faces)	Exato Sig. (2 páginas)	Exato Sig. (1 página)
Qui-quadrado de acordo com Pearson	91,155[a]	1	,000		
Correção da continuidade [b]	86,499	1	,000		
Quociente de probabilidade	73,258	1	,000		
Teste exato de acordo com Fisher				,000	,000
Número de casos válidos	314				

a. 0 células (0,0%) têm um valor esperado inferior a 5. O valor esperado mínimo é 5,68.

b. Calculado para uma tabela 2x2.

Como o número esperado é inferior a 5, ver Tabela 5.2, pode concluir-se que existe uma distribuição assintótica do χ^2. (Bortz e Lienert 2008, p. 64). A distribuição empírica observada desvia-se significativamente da distribuição teórica esperada, pelo que a hipótese nula pode ser rejeitada devido ao valor p <0,05 (Bortz e Lienert 2008, p. 64). A hipótese alternativa de que os dados são interdependentes e de que existe, portanto, uma correlação entre o diagnóstico de LMA e a frequência da aplicação simultânea inibidores do CYP3A foi, por conseguinte, confirmada. O valor χ^2 de acordo com Pearson é 91,155 e o valor p arredondado é 0,000, ou seja, a diferença entre os 2 grupos é significativa.

Tabela 5.4: Dimensões simétricas

	Valor	Aprox. sig.
Phi Nominal em relação a Cramer's V	-,539	,000
Dimensão nominal Coeficiente	,539	,000
Número de casos válidos	314	

a. A hipótese nula não é aceite.

b. Assumindo a hipótese nula, é utilizado o erro padrão assintótico.

O ϕ e o IC determinam a correlação das variáveis dicotómicas e mostram a força do efeito. O resultado também é significativo aqui, uma vez que os valores p esperados para o ϕ e o IC são 0,000 e, portanto, o valor p de >5 não é excedido. Foram comparados os dias com aplicação simultânea dos inibidores do CYP3A dos doentes com LMA e os outros diagnósticos. Estes diferem significativamente entre si com um efeito forte, pelo que se pode determinar um maior risco de aplicação simultânea de inibidores da CYP3A no diagnóstico de LMA. A conclusão e as perspectivas deste trabalho científico são apresentadas no capítulo seguinte.

6. Conclusões e perspectivas

Neste estudo, foi respondida a questão de saber se os inibidores do CYP3A são aplicados simultaneamente na prática clínica de rotina -

nomeadamente 8,57% medidos pelos dias de internamento (27 de 315) e 8,33% medidos pelos doentes (4 de 48). Estes doentes estão muito provavelmente expostos a interações AM. A frequência da administração concomitante de inibidores do CYP3A é estatisticamente mais elevada para os diagnósticos de LMA do que para os outros diagnósticos. Nos doentes com LMA, foi aplicado um número acima da média de inibidores do CYP3A em simultâneo, nomeadamente 0,379 por dia. Os resultados para os dois outros diagnósticos de NSCLC com 0,053 e SCLC com 0,091 inibidores de CYP3A aplicados simultaneamente por dia de internamento são muito inferiores. Não foram inibidores da CYP3A em simultâneo para os outros diagnósticos. Os testes de hipóteses mostraram que o diagnóstico de LMA tem uma probabilidade significativamente mais elevada de aplicação simultânea de inibidores da CYP3A num dia de internamento.

Esta correlação deve ser investigada mais intensamente em estudos futuros. A análise de mais doentes deve centrar-se no diagnóstico de LMA e na sua frequência de inibidores do CYP3A aplicados simultaneamente. Todos os inibidores e indutores do CYP podem ser analisados mais aprofundadamente, uma vez que também interagem entre si. Além disso, deve ser registado e avaliado o total de acontecimentos adversos dos doentes, a fim de analisar se o tipo de acontecimentos adversos corresponde aos efeitos secundários esperados causados pelas interações dos AM. Em princípio, o AM aplicado deve ajudar o doente e não causar danos desnecessários. A aplicação simultânea de inibidores do CYP3A deve, por conseguinte, ser desaconselhada. A este respeito, recomenda-se uma reconsideração das combinações de AM na rotina clínica, para que os doentes sejam protegidos da toxicidade da interação e não sofram danos desnecessários. A criação de um sistema abrangente de aviso de interação com os AM, utilizando software no sistema de informação do hospital, seria uma solução concebível simplificar a verificação sistemática das interações com os AM. Deveria aparecer uma mensagem de aviso no sistema de informação do hospital na eventualidade de uma potencial interação AM para avisar o pessoal do hospital. Ao mesmo tempo, o software poderia oferecer um AM alternativo que fosse metabolizado de forma diferente. Se não estiver disponível nenhum AM alternativo, o médico deve decidir se o benefício compensa o risco e a combinação de AM é administrada na mesma. Neste caso, pode ser adequada uma administração retardada, dependendo da semi-vida da substância ativa no AM, ou pode também ser considerada uma redução ou aumento da dose. Para o sistema de alerta de interação com os AM, a etnia e, se forem conhecidos, os tipos de metabolização (pobre/rápida), ver Capítulo 2, também podem ser ligados ao registo digital do doente através de interfaces, de modo a que estas variáveis também influenciem a dose de um AM e a que os efeitos secundários desnecessários sejam reduzidos.

Resumo

O objetivo deste estudo é analisar empiricamente a frequência da aplicação simultânea de inibidores do CYP3A na prática clínica de rotina. Foi escolhido como método um inquérito retrospetivo e anónimo. A análise produziu os seguintes resultados: 8,57% dos dias de internamento (27 de 315) e 8,33% dos doentes (4 de 48) foram expostos à aplicação simultânea de inibidores do CYP3A. A frequência da administração simultânea de inibidores do CYP3A é notoriamente elevada em doentes diagnosticados com LMA, uma vez que foi administrado um número acima da média, nomeadamente 0,379 inibidores do CYP3A por dia, em simultâneo. Em comparação, os doentes com NSCLC apenas 0,053 e os doentes com SCLC apenas 0,091 inibidores do CYP3A em simultâneo por dia. A suspeita de que os doentes com LMA têm uma maior probabilidade de receber inibidores do CYP3A em dias de internamento do que todos os outros doentes foi investigada através do teste de hipóteses Qui-quadrado (χ^2), do coeficiente Phi (ϕ) e do índice V de Cramer (IC) e significativa. Em princípio, a criação de um sistema de alerta de interações no sistema de informação do hospital seria um meio útil de prevenir interações medicamentosas indesejadas.

Bibliografia

Bortz, Jürgen; Lienert, Gustav A. (2008): Concise statistics for clinical research. Guia para a análise sem distribuição de pequenas amostras. 3ª edição, actualizada e revista. Berlim, Heidelberg: Springer Medizin Verlag Heidelberg (Springer textbook).

Bühl, Achim (2008): SPSS 16. Introdução à análise de dados moderna. 11ª edição, revista e aumentada. Munique [et al:] Pearson Studium (Ferramentas científicas, 7332).

Cambridgemedchemconsulting (2012): Relative Importance of CYP-450 in Drug Metabolism [Importância Relativa do CYP-450 no Metabolismo de Medicamentos]. Editado por cambridgemedchemconsulting. Disponível online em http://www.cambridgemedchemconsulting.com/resources/ADME/cyp3a4i nhibi tion.html, última verificação em 23 de novembro de 2015.

Efferth, Thomas (2007): Molekulare Pharmakologie und Toxikologie: Biologische Grundlagen von Arzneimitteln und Giften: Springer Berlin Heidelberg.

Hospital de Frankfurt (2015): Análise preliminar da duração dos internamentos.

Greiner, Christine (2009): Cytochrome P-450 isozymes. Parte 1: Substratos, indutores e inibidores. Ed. por Agate. Regensburg.

Hafner, V.; Grün, B.; Markert, C.; Czock, D.; Mikus, G.; Haefeli, W. E. (2010): Interações medicamentosas. In: *Der Internist* 51 (3), pp. 359-69; quiz 370. DOI: 10.1007/s00108-009-2553-1.

Horton, H. Robert (2008): Biochemistry. Munique: Pearson Studium.

Ioannides, Costas; Royal Society of Chemistry (2008): Cytochromes P450: Role in the Metabolism and Toxicity of Drugs and Other Xenobiotics. Cambridge (UK): RSC Pub (p. 450).

Lücker, Peter Wolfgang; Rindt, W.; Eldon, M. (1982): Applied clinical pharmacology. Ensaios de fase I. Berlim, Heidelberg: Springer Berlin Heidelberg (Heidelberger Taschenbücher).

Lüllmann, Heinz; Hein, Lutz; Mohr, Klaus (2010): Farmacologia e Toxicologia. Compreender os efeitos dos medicamentos - utilização orientada dos medicamentos; um livro de texto para estudantes de medicina, farmácia e biociências, uma fonte de informação para médicos, farmacêuticos e decisores políticos no domínio da saúde; 130

tabelas. 17ª edição, totalmente revista. Stuttgart [et al:] Thieme.

Mutschler, Ernst (2012): Mutschler Arzneimittelwirkungen. Farmacologia - Farmacologia Clínica - Toxicologia. 10ª edição, totalmente revista e aumentada. Stuttgart: Wiss. Verlagsges.

Saladax Biomedical Inc (ed.) (2014): Pharmacology. Disponível online em http://www.mycaretests.com/health-care-professionals/mycare-learning- center/pharmacology/, última atualização em 2014, última verificação em 14.01.2015.

U.S. Food and Drug Administration (2011): Desenvolvimento de Medicamentos e Interações Medicamentosas: Tabela de Substratos, Inibidores e Indutores. Ed. by FDA. EUA. Disponível online em http://www.fda.gov/Drugs/DevelopmentApprovalProcess/DevelopmentRe sour ces/DrugInteractionsLabeling/ucm093664.htm, última verificação em 23 de novembro de 2015.

Wynn, Gary H.; Oesterheld, Jessica R.; Cozza, Kelly L.; Armstrong, Scott C. (2008): Manual Clínico de Princípios de Interação Medicamentosa para a Prática Médica. O sistema P450. Arlington: American Psychiatric Pub.

Lista de abreviaturas

AM Produtos farmacêuticos

LMA Leucemia mieloide aguda AUC Área sob a curva

CA Carcinoma

CI Índice V de Cramer

CL Apuramento

C_{max} Concentraçºo mÆxima C_{min} Concentraçªo mínima

CRF Formulário de Relatório de Caso CYP3A Citocromo P-3A CYP-450 Citocromo P-450 H0 Hipótese nula

H1 Hipótese alternativa

NSCLC Cancro do pulmão de células não pequenas SCLC Cancro do pulmão de células pequenas

t½ Meia-vida de eliminação terminal Teste do χ^2 Teste do qui-quadrado

ϕ Coeficiente Phi

Apêndice

O CRF (Excel) e a base de dados (SPSS) foram carregados separadamente ou gravados em CD devido ao seu tamanho.

CYP3A- Inhibitoren

Strong Inhibitors(2) ≥ 5-fold increase in AUC or > 80% decrease in CL (Clearance)

- Boceprevir: Victrelis
- Clarithromycin: Clarilind, Clarithrobeta, Klacid, Helicomp
- Conivaptan: Vaprisol (nur USA)
- Grapefruit Juice
- Indinavir: Crixivan
- Itraconazole: Itracol, Itraconazol, Itraconbeta, Itraderm, Sempera, Siros, Sporanox,
- Ketoconazole: Fungoral, Ket Med, Ketozolin, Nizoral, Terzolin
- Lopinavir/Ritonavir: Kaletra/Norvir
- Mibefradil: Posicor (USA)
- Nefazodone: Dutonin, Nefadar, Serzone
- Nelfinavir: Viracept
- Posaconazole: Noxafil
- Saquinavir: Invirase
- Telaprevir: Incivo
- Telithromycin: Ketek
- Voriconazole: Vfend

Moderate inhibitors(3) ≥ 2 but < 5-fold increase in AUC or 50-80% decrease in CL

- Amprenavir: Telzir
- Aprepitant: Emend
- Atazanavir: Reyataz
- Ciprofloxacin: Cipro, Ciloxan, Ciprobay, Cilodex, Ciprobeta, Cirpodoc, Ciprodura, Ciprofat, Ciproflox, Gyracip, Infectocipro, Keciflox, Panotile, Cipro-Q, Ciprovert
- Darunavir/Ritonavir: Prezista/Norvir
- Diltiazem: Dilzem, DiltaHexal, Dilti, Diltiagamma, Diltiazem,
- Erythromycin: Infectomycin, Aknefug El, Eryaknen, Erycinum, Eryhexal, Erythro, Erythrocin, Inderm, Isotrexin, Paediathrocin, Stiemycine, Zineryt, Aknederm, Erydermec, Sanasepton
- Fluconazole: Diflucan, Flucobeta, Flucoderm, Flucolich, Fluconazol, Flunazul
- Fosamprenavir: Telzir

Erstellt von Diana Dmytrow am 20.01.15

- grapefruit juice
- Imatinib: Glivec
- Verapamil: Cordichin (Kombipräparat), Isoptin, Tarka (Kombipräparat), Vera, Veragamma, Verahexal, Vera Lich, Veramex, Verapamil, Veratide (Kombipräparat), VeroptinStada, Falicard, Veroptin

Weak inhibitors(4) ≥ 1.25 but < 2-fold increase in AUC or 20-50% decrease in CL

- Alprazolam: Tafil, Cassadan
- Amiodarone: Amiodaron, Cordarex, Amiodura, Amiogamma, Amiohexal, Cordarone,
- Amlodipine: Exforge, Amlo-Q-Besilat, Amlobesilat, Amlobeta, Amliclair, Amlodigamma, Amlodoc, Amlolich, Amlo Tad, Amparo, Dafiro (Kombipräparat), Exforge (Kombipräparat), Norvasc, Ramipril (Kombipräparat), Sevikar (Kombipräparat), Tonotec (Kombipräparat), Twynsta (Kombipräparat), Vocado (Kombipräparat)
- Atorvastatin: Atorgamma, Atoris, Lipitor, Sortis, Atorva-Q, Atorvastatin
- Bicalutamide: Bicalutamid, Androcal, Bica-Q, Bicadex, Bicalut, Bicalutin, Bicamed, Casodex, Eurobicalutamid
- Cilostazol: Pletal
- Cimetidine: Cim Lich, Cimetidin, H2-Blocker, Tagamet
- Cyclosporine: Cicloral, Ciclosporin, Ciqorin, Deximune, Sandimmun
- Fluoxetine: Fluoxgamma, Fluoxelich, Fluox Puren, Fluoxet
- Fluvoxamine: Fevarin, Fluvoxamin, Fluvoxamin Neurax
- Ginkgo: Bioxera (Kombipräparat), Btf Geria (Kombipräparat), Cereginkgo H, Ceres Ginkgo Dryopt, DS Concept Angio Cardial, Evisko Ginkgo, Ginkgo Biloba, Ginkgo Bioxera, Ginkgo Com Pflueger, Ginkgo Immergrün, Ginkgorell, Ginkgo Schuck, Homeda Ginkgo, Lm Ginkgo, Metaginkgo (Kombipräparat), RT Arterio 3 (Kombipräparat), Retroplex (Kombipräparat), Rosskastanie Komplex (Kombipräparat), Similex Ginkgo, Spiraphan (Kombipräparat), Stella Komplex (Kombipräparat), Weissdorn Ginkgo (Kombipräparat), Wuweizi und Ginkgo
- Goldenseal (Hydrastis Canadensis): -
- Isoniazid: Isozid, Tebesium-S, Tebesium, Iso Eremfat
- Nilotinib: Tasigna
- Oral contraceptives: (Levonorgestrel Kombipräparate) 28 Mini, Asumate, Cleogyn, Cyclo Progynova, Erlibelle, Erlidona, Estelle,

Erstellt von Diana Dmytrow am 20.01.15

Ethinylestr, Evaluna, Fem 7, Femigoa, Femigyne, Femikadin, Femranette, Glorianna, Gravistat, Illina, Jaydess, Junonia beta, Kleodina, Klimonorm, Leanova, Leios, Leona Hexal, Levina Stada, Levomin, Liana, Logynon, Luisa, Maexeni, Microgynon, Microginon, Microlut, Minisiston, Miranova, Mirena, Monostep, Novastep, Oestronara, Ovoplex, Pidana, Postinor, Stediril, Swingo, Trigoa, Trigynon, Trinordiol, Triquilar, Trisiston, Unofem, Wellnara, Brintesia beta, Cyclo Oestrogenal, Femranette, Lalydia, Microlut, Minisiston, Triette, (Ethinylestradiol Kombipräparate) Aida, Aidulan, Alessia, Amelie, Amicette, Angiletta, Aristelle, Attempta, Beatrice, Belara, Belinda, Bella, Bellissima, Bilmon, Biviol, Bonadea, Bonita, Cedia, Chariva, Chloee, Cilest, Circlet, Cleogyn, Conceplan, Cyproderm, Daylette, Desmin, Desofemine, Diane 35, Dienogenance, Dienovel, Drosfemine, Drospifem, Eliza, Enriqa, Ergalea, Eve, Evra, Famina, Femodene, Femovan, Finic, Gabrielle, Gracial, Helen, Illina, Jennifer, Juliane, Juliette, Kosima, Ladonna, Lamiva, Lamuna, Laviola, Layaisa, Layanina, Leanova, Leona, Lilia, Lisette, Lovelle, Luvyna, Lysandra, Madinance, Madinette, Maexeni, Maitalon, Marvelon, Maxim, Mayra, Mercilon, Minette, Minulet, Mona, Morea, Munalea, Mywy, Neo Eunomin, Novial, Nuvaring, Ovoplex, Petibelle, Pink Luna, Previva, Sibilla, Sidretella, Solera, Starletta, Stediril, Stella, Susette, Swingo, Synphase, Trigoa, Trinordiol, Trinovum, Valette, Velafee, Velvet, Verana, Veyanne, Veya, Violette, Yara, Yasmin, Yasminelle, Yaz, Yiznell, Aricia beta, Belanca, Brintesia, Eufem, Issoria, Lalydia, Laynes, Lonicera, Pramino, Synphase, Synphasec, Triette, Vatrice

- Ranitidine: Ranitic, Junizac, Ranibeta, Ranidura, Raniberl, Ranicux, Raniprotect
- Ranolazine: Ranexa
- Tipranavir/Ritonavir: Aptivus/Norvir
- Zileuton: Zileuton

Quellen: FDA, Ifap-Liste und Internet Google-Suche – deutsche Handelsnamen - Stand 13.01.2015

Erstellt von Diana Dmytrow am 20.01.15

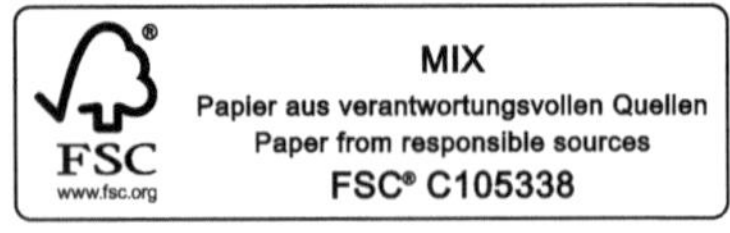

Printed by Books on Demand GmbH, Norderstedt / Germany